Mein Geschenk

für eine genussvolle

Raucherentwöhnung

Warum ich zur Zigarette griff
und wie ich mich von der Sucht löste

Peter Kruse

ISBN:
ISBN 978-3-00-061536-8

DANKSAGUNG

Umberto Federico für das tolle Cover
www.umbertofederico.de

Angelika Weise und Claudia Beate Bittag für Lektorat
und Korrekturlesen

Matthias Rost für das fachliche Lektorat eines
erfahrenen Suchtberaters

Meinen Testlesern für ihre wertvollen
Rückmeldungen

***

Dieses Buch widme ich meinen Töchtern
Monica & Lessa Belle

INHALT

„Jeder hört einmal zu rauchen auf. Dafür sorgt Mutter Natur. Diejenigen, die am meisten rauchen, hören auch am frühesten auf.“

(unbekannt)

VORWORT MATTHIAS ROST

„Mit dem Rauchen aufzuhören ist kinderleicht. Ich habe es schon hundertmal geschafft" (Mark Twain).

Mit dem Rauchen aufhören – mit dem Gedanken musste sich sicher schon jeder Raucher einmal auseinandersetzen. Sei es aus eigenem Antrieb oder weil Freunde oder Ärzte dazu geraten haben. Und vielen Rauchern ist klar – irgendwann werde ich aufhören. Aber heute noch nicht. Vielleicht mit 30 /50 /70 Jahren oder, wenn ich Lungenkrebs /Asthma / etc. habe oder vielleicht wenn die Zigaretten 10€/20€/30€ kosten. Aber irgendwann höre ich damit auf.

Lieber Leser, sie kennen diese Gedanken von sich selbst oder von anderen? Dann haben Sie das richtige Buch gefunden.

Dieses Buch ist kein Allheilmittel. So etwas gibt es nicht. Es ist eine kritische Selbstreflexion eines ehemaligen Rauchers. Offen, ehrlich und direkt.

Die einen werden den Kopf schütteln und weitermachen wie bisher. Andere werden schmunzeln, sich ertappt fühlen und trotzdem nicht sofort alles ändern. Aber vielleicht – vielleicht bleibt der eine oder andere Gedanke hängen und führt irgendwann zu dem Schluss, dass es durchaus lohnenswert ist, den glühenden Sklaventreiber aus dem eigenen Leben zu verbannen.

Rauchen ist und bleibt die häufigste vermeidbare Todesursache. In Deutschland sterben aktuell jeden Tag ca. 330 Menschen an den Folgen des

Tabakkonsums (basierend auf der Statistik von 2017). Das wäre ungefähr so, als würde jeden Tag ein voll besetztes Flugzeug abstürzen. Aber warum redet niemand darüber?

Jedes Jahr wird die Zahl der Drogentoten veröffentlicht. Dabei geht es um Menschen, die aufgrund des Konsums illegaler Drogen gestorben sind. Und immer wieder ist man über diese Zahl schockiert, denn es handelt sich um ca. 1300 Menschen….im Jahr. Wir können davon ausgehen, dass die Zahl der Todesfälle durch Tabak bereits am 5. Januar eines jeden Jahres diese Zahl übersteigt.

Ja, wir als Gesellschaft haben es wunderbar geschafft, die eigentlichen Probleme auszublenden.

Darum liebe Leser. Seien Sie kritisch und akzeptieren Sie, dass Sie sich vielleicht an einigen Stellen dieses Buches unwohl fühlen. Ich kann Ihnen versichern. Das liegt nicht am Buch. Es liegt vielleicht daran, dass Ihr Kopf versucht, neue Gedanken mit dem bisherigen Leben zu vereinen. Nur irgendwie passen die gar nicht zusammen. Ja, das ist im ersten Moment unangenehm – aber vielleicht ist es auch der erste Schritt zu einem neuen Leben.

Mit dem Rauchen aufhören ist einfach. Die Schwierigkeit ist, nicht wieder damit anzufangen.

Matthias Rost
Dipl. Sozialpädagoge / Suchttherapeut
Diakonie Leipzig

PROLOG

„Suche TESTLESER, die das Rauchen aufgeben wollen.

Über meine Erfahrungen, wie ich nach 40 Jahren Genussraucher zum genussvollen Nichtraucher geworden bin, habe ich ein Buch geschrieben. Vor der Veröffentlichung möchte ich gerne wissen, ob und wie gut die von mir genutzte Methode auch bei anderen Menschen funktioniert.

Du bist RAUCHER? Du möchtest mit dem Rauchen aufhören?

Dann melde dich bitte in einer persönlichen Nachricht bei mir. Gerne schicke ich dir das Manuskript zu.
Freue mich, von dir zu hören...“

Diese Annonce erschien in den Facebook Gruppen „Testleser gesucht“, „Testleserlich - Testleser suchen und finden“ und „Nichtraucher – du schaffst es!“

Die vielen Rückmeldungen der insgesamt 72 Freiwilligen, mehrheitlich starke Raucher, haben es möglich gemacht, dieses Buch so zu schreiben, wie es ist. So konnte ich das von mir Geschriebene überdenken und Facetten aufzunehmen, die mir sonst entgangen wären.

Genau wie meine erste Erzählung „Grenzenlos“, ist auch dieses Buch sehr persönlich. Beide spiegeln meine positive Lebenseinstellung wieder.

Für mich gibt es kein halbleeres Glas, auch kein halbvolles. Ich trinke, solange ich Durst habe. Wenn ein Glas leer ist, dann fülle ich es nach.

40 Jahre meines Lebens war ich überzeugter und leidenschaftlicher Raucher. Eine Schachtel pro Tag mein Minimum, oftmals aber auch wesentlich mehr, je

nach Umstand und Tagesform.

Jeder Raucher weiß wovon ich spreche.

Mein Motto lautete:

„Wer raucht, der stirbt. Wer nicht raucht, stirbt auch. Genieß das Leben solange du kannst.“

Ich war der festen Auffassung, dass Tabakkonsum:

- mir Genuss bereitet
- mich entspannt
- meine Konzentration erhöht
- mich wach hält
- mich gesellig macht
- mir Selbstsicherheit gibt
- mir Spaß macht
- etc.

Dann, eines schönen Tages habe ich, als Folge einer völlig unerwarteten medizinischen Diagnose, begriffen: Mein Lebensmotto an sich ist zwar in Ordnung, die Verbindung mit dem Thema Zigarette hingegen war und ist völliger Selbstbetrug, riesengroßer Humbug.

Mir wurde bewusst, wie ich mich selbst belog, indem ich dem Tabakkonsum Attribute zuordnete, die ganz einfach nicht zutreffen. Ich realisierte, dass ich mich über 40 Jahre betrogen habe, nur um meiner Sucht ohne schlechtes Gewissen frönen zu können.

Die Auswirkungen und Konsequenzen des Rauchens wurden von mir völlig falsch interpretiert. Offensichtliche Nachteile hatte ich mir als vermeintliche Vorteile vorgaukeln lassen.

Diese Zeit ist glücklicherweise vorbei. Heute ist eine Zigarette für mich in etwa so attraktiv wie eine Crackpfeife. Null Verlangen, null Anziehungskraft.

***

„Eine Gewohnheit aufzugeben ist reine Kopfsache“, hört und liest man immer wieder. „Man muss es nur ganz fest wollen, dann schafft man es auch“.

Ja, diese Behauptung ist richtig.

ABER: Sie beschert nicht immer das gewünschte Ergebnis. Früher oder später führt eine *Sache* zum Scheitern, wenn man sie seinem *Kopf* nicht richtig aufzeigt. Mein oben beschriebener Selbstbetrug ist ein Beispiel hierfür.

Mein erster Schritt zum Nichtraucher war, mir ernsthaft Gedanken zu machen, warum es, so wie ich es bislang versucht hatte, nicht klappt. Aus diesen Erkenntnissen entstand die Vorgehensweise, die mir zu guter Letzt geholfen hat.

Wie bei vielen anderen Rauchern auch, hat es bei mir ebenfalls mehrere Anläufe gebraucht, bis ich den für mich funktionierenden Ansatz gefunden hatte.

Dann war es plötzlich überraschend einfach, dem Glimmstängel ade zu sagen. Fast wie von jetzt auf gleich. Ein Gefühl, ebenso schön wie schier unglaublich. Hatte ich es zuvor doch immer als eine große Qual empfunden, auf mein geliebtes Laster zu verzichten.

Um dem Kind einen Namen zu geben, nenne ich die von mir mit Erfolg praktizierte Verfahrensweise die „Leitmotiv-Methode“. Sie basiert auf einer Verhaltenstheorie, die ich bereits in jungen Jahren an der Universität gelernt hatte.

Im weiteren Verlauf dieses Buches werden Sie erfahren, wie der Name entstanden ist.

Mit der „Leitmotiv-Methode“ war mein endgültiger Abschied vom Tabak weder schwierig noch mit Entbehrungen verbunden. Im Gegenteil, diesmal habe ich den Absprung geradezu genossen, von der letzten Zigarette an.

Keinerlei nennenswerter Entzug, keine großartigen Nebenwirkungen, kein Kampf mit mir selbst. Gleich vom Tag eins an spürte ich, dass es jetzt ganz einfach sein würde.

Abend für Abend ging ich mit dem wohligen Gefühl schlafen, wieder einen ganzen Tag keinen dampfenden Sargnagel angerührt zu haben. Nicht einmal das leiseste Bedürfnis kam in mir auf.

Am Morgen wachte ich mit einem Lächeln auf und war stolz auf mich. Ich fühlte mich frisch und gesund, ohne das Verlangen nach meinem über Jahrzehnte tagtäglich praktiziertem „Künstlerfrühstück“ (Kaffee und eine Selbstgedrehte).

Seitdem ich Nichtraucher bin genieße ich nach jedem Aufstehen das Aroma einer Tasse guten Cafés, ohne gleichzeitig zu paffen.

Nach 40 Jahren betäubter Geschmacksnerven hatte ich völlig vergessen, was Kaffeegenuss bedeutet, einfach göttlich. Plötzlich trank ich ihn schwarz, ohne

Zucker und Milch. Einfach, um den wahren Reiz der Kaffeebohne nicht zu verlieren.

Rauch und Ruß hatten mein Geschmacksempfinden über Jahrzehnte so dermaßen betäubt, dass ich nicht mehr bewusst wahrnehmen konnte, was für eine Köstlichkeit ich zu mir nahm.

Übrigens nicht nur beim Kaffee, auch bei allem anderen was ich konsumiere.

Ohne es bewusst geplant zu haben, stellten sich nach und nach meine gesamten bisherigen Essgewohnheiten um. Ich konnte ja wieder schmecken, was ich kaute oder schluckte.

Mein zweites Leben, das des genussvollen Nichtrauchers, begann als mir bewusst wurde, dass ich nur ein einziges Leben habe. Nach der erwähnten ärztlichen Diagnose verankerte sich in mir der felsenfeste Wille, jeden weiteren Tag meines restlichen Lebens gesund zu genießen. Nicht ein frühzeitiger Tod war der Antrieb. Es war die wiederentdeckte Welt der wirklichen Genüsse.

Niemals ist es zu früh und niemals zu spät für einen Neustart.

Meine Erfahrungen möchte ich in diesem Büchlein an all diejenigen weitergeben, die bislang noch nicht am Ziel angekommen sind, weil sie den schwierigen Weg eingeschlagen haben. Was ich zu erzählen habe ist überraschend einfach und hat bei mir problemlos funktioniert.

Machen Sie sich bitte keine Sorgen, wenn Sie nicht gleich nach den ersten zehn Seiten dieses Buches jegliches Verlangen nach einer Zigarette komplett verloren haben. Etwas Geduld braucht man. Es wird nicht mehr lange dauern.

Wer das Rauchen anfängt, braucht eine gewisse Zeit, bis er glaubt, dass die Zigarette ihm schmeckt. Bei dem ein oder anderen wird es beim Beenden ähnlich sein. Glauben Sie mir, meiner Erfahrung nach vergeht nur kurze Zeit, bis Sie die Gewissheit haben, dass verbrannter Tabak im Mund scheußlich schmeckt

.

Selbst wenn nur ein einziger Mensch mit der von mir praktizierten Methode das Rauchen aufgibt wäre das ein Erfolg und es hat sich gelohnt dieses Buch zu schreiben, denn ich habe womöglich jemandem eine furchtbare Krankheit erspart.

Wenn dem so sein sollte, hoffe ich, dass genau *Sie* es sind, dem ich helfen konnte. Damit wären wir dann schon zwei glückliche Menschen.

„Zum Glück hat die Raupe nicht aufgegeben. Gerade als sie dachte, sie schafft es niemals, begann sie zu fliegen."

Bevor es losgeht einige Bemerkungen:

Einige der, gerade zu Beginn dieses Buches aufgeführten Daten und Informationen mögen Ihnen bereits bekannt sein. Insbesondere, wenn Sie sich schon länger mit dem Thema beschäftigen.

Für diejenigen Leser, die erstmalig mit dem Gedanken spielen, das Rauchen aufzugeben und bislang gar nichts oder wenig über die Raucherentwöhnung gelesen haben, dienen sie zur Sensibilisierung. Für alle anderen sind sie eine nützliche Auffrischung wichtiger Fakten.

Nehmen Sie es mir daher bitte nicht übel. Wer ein Kochbuch schreibt, kommt auch kaum drum herum, einige von Onkel Oetkers altbewährten Grundrezepten aufzuführen.

Die Wiederholung ist ein Grundpfeiler der von mir präsentierten Methode. Auch in diesem Buch werden Sie daher einige der relevantesten Punkte mehrmals lesen.

Ich erhebe nicht den Anspruch, dass die Lektüre dieses Buches bei jedem Menschen Früchte trägt.

In Deutschland habe ich Betriebswirtschaft, in England Marketing und Philosophie studiert. Aber ich bin kein Suchtforscher, habe keine Studien angestellt oder Statistiken erhoben. Ich möchte lediglich berichten, wie es mir persönlich ergangen ist.

„I did it my way." Ich verkaufe kein Patentrezept.

Aber: In meinem bisherigen Leben habe ich die erstaunliche Erfahrung gemacht, dass man von *jedem* etwas lernen kann, egal ob ausgewiesener Fachmann oder Laie. Sogar von demjenigen, dem man es zunächst nicht zutraut. Wichtig ist lediglich die Bereitschaft, seine Ohren zu öffnen.

In diesem Sinne wünsche ich mir, dass der ein oder andere hellhörige Raucher von meiner Geschichte profitiert.

Womöglich sind Sie nicht mit allem einverstanden, was ich schreibe oder können meine persönlichen Erfahrungen nicht nachvollziehen. Bitte benutzen Sie dies nicht als willkommene Gelegenheit zum Verbleib im Raucherleben. Legen Sie ihr Augenmerk auf das, was Sie überzeugt.

Jetzt wünsche ich Ihnen viel Freude beim Lesen und hoffentlich den Erfolg, den Sie sich wünschen.

Ich schlage vor, dass Sie das Buch in einem Zug lesen. Nicht stückchenweise über einen längeren Zeitraum. Es sind ja nur wenige Seiten.

20 Minuten nach der letzten Zigarette:
Puls und Blutdruck beginnen sich zu normalisieren.

MUNDTOT

„Wirklich? Na und wie erklärst du dann, dass Johannes Heesters 108 Jahre alt geworden ist, obwohl er täglich bis zu drei Schachteln Zigaretten durchgezogen hat, du Schlaumeier?
Und Helmut Schmidt, ganz vergessen? Der wurde als Kettenraucher immerhin auch 96 Jährchen alt.“

Mit diesen, von allen Rauchern gern zitierten Beispielen hatte ich bislang jeden gutmeinenden Gesundheitsapostel mundtot gemacht. Auch jetzt wusste mein Gegenüber nicht recht, wie er mit der Tatsache umgeben sollte, dass Rauchen per se wohl nicht zum frühen Tod führt.

Ich spürte seine Unsicherheit, verwandelte meinen Gesichtsausdruck in ein selbstzufriedenes Lächeln, fischte gekonnt eine Zigarette aus dem Lederetui und zündete diese genüsslich an.

Wieder einmal hatte ich gewonnen.

„Na dann mach doch was du willst“, war alles, was als Antwort noch kam.
„Ja, ganz genau, dass mach ich auch“. Man lebt nur einmal und warum sollte ich auf etwas verzichten, was mir Spaß macht? Ich bin doch kein Messdiener.
Wer kein Laster hat, der lebt nicht länger. Es kommt ihm nur länger vor, hahahahahha.“.

Bum, ein weiterer Tiefschlag gegen den langweiligen Moralisten. Nein, so leicht sollte mir niemand die Freude am Rauchen verderben.

Meine selbstkreierte Philosophie lautete: Wer die Zigarette genießt, dem schadet sie nicht.

Schaden nehmen nur diejenigen, die mit einem schlechten Gewissen qualmen, die jede Zigarette schon beim Anzünden in der Seele bereuen.

Jedweder Schaden durch Rauchen, war aus meiner naiven Sicht psychosomatisch bedingt. Erst die dauerhafte Belastung der Seele führt zur körperlichen Beeinträchtigung, davon war ich überzeugt. Mir konnte also nichts passieren.

So einer war ich. Ich sah mich als ein Genussraucher, der locker die 100 Jahre überschreiten wird. Einer, an dem alle Gefahren einfach so abprallen. Unverwundbar.

Dann kam der Tag der Diagnose: Blasentumor.

„Krebs?", fragte ich den Urologen.

„Tut mir leid, ihnen dies mitteilen zu müssen" und nickte dabei.

„Warum? Woher kommt das?"

„Rauchen sie", fragte er mich.

Johannes Heesters und Helmut Schmidt waren plötzlich klein und still geworden in meinem Kopf. Die Überheblichkeit verflogen.

Ich hatte endlich verstanden: **Rauchen ist kein Spaß!**

Ja, es stimmt. Es gibt starke Raucher, die ein hohes Alter erreichen. Es gibt ja auch Menschen, die den Jackpot im Lotto knacken. Trotzdem habe ich noch nie einen dieser „Glückspilze" kennen gelernt. Sie sind eine verschwindend kleine Minderheit.

Man sollte also vorsichtig sein mit der Annahme, man wäre stets auf der Gewinnerseite.

Kein Nikotinabhängiger fällt nach dem Konsum einer bestimmten Anzahl gerauchter Zigaretten automatisch tot um. Wenn dem so wäre, würden alle, bis auf die extrem Todessehnsüchtigen, spätestens kurz vor dieser Grenze Halt machen.

Die Johannes Hesters und die Helmut Schmidts dieser Welt suggerieren daher die Illusion „mir wird schon nichts passieren".

Auch ich war so präpotent und habe mit meiner Raucherei geradezu geprahlt.

Nicht den frühzeitigen Tod sollte man als Kriterium wählen, von dem man das Rauchen oder Nichtrauchen abhängig macht. Der Tod wird gerne vom Menschen verdrängt.

Spätestens auf dem Sterbebett hingegen, davon bin ich überzeugt, wird so gut wie jeder Raucher Ihnen zuflüstern „*rauch nicht!*"

Ausschlaggebender ist der eventuell eines Tages diagnostizierte Lungenkrebs, chronischer Keuchhusten oder schlicht das leere Portemonnaie, als hochwahrscheinliche Konsequenzen des Qualmens.

Mit jedem Giftstängel, Stunde für Stunde, Tag für Tag, spielen wir ein riskantes Spiel mit unserem Körper und verlieren an Lebensqualität.

In meinem Fall war es „nur" ein Blasentumor. Diese Krebsart streut nicht. Er wurde rechtzeitig erkannt und entfernt. Mein Leben geht weiter.

Helmut Schmidt wäre im Übrigen viel früher an den Folgen seines starken Tabakkonsums verstorben, hätte er sich nicht die fachliche Kompetenz seines Hausarztes Professor Dr. Heiner Greten leisten können. Seines Zeichens anerkannter Herz- und

Gefäßspezialist und ganz bestimmt nicht billig.

Dennoch, die Diagnose die er Helmut Schmidt bei seinem letzten Krankenhausaufenthalt erstellte lautete:

„Periphere arterielle Verschlusskrankheit“, auf Deutsch „Raucherbein“. Langsam vor sich hin faulende Gliedmaßen. Ganz bestimmt kein schönes Ende.

Und unser gern zitierter Jopie Heesters? Nun, dieser Mann ist einfach ein Phänomen, in vielerlei Hinsicht. Die Ausnahme von der Regel, die es immer gibt und für die wohl niemand eine Erklärung weiß.

12 Stunden nach der letzten Zigarette:

Alle Organe werden wieder besser mit Sauerstoff versorgt.

NEULICH IM PATENTAMT

„Ja bitte?“
„Draußen wartet Herr Marlboro“
„Soll reinkommen“.
„Guten Tag, Herr Marlboro. Bitte nehmen Sie Platz. Was kann ich für Sie tun?
„Vielen Dank! Ich bin gekommen um meine Erfindung zum Patent anzumelden“
„Sehr schön, worum handelt es sich dabei?“
„Meine Erfindung heißt „Zigarette“. Ist etwas völlig Neuartiges, nie dagewesen und revolutionär. Millionen von Menschen werden sich bald nicht vorstellen können, wie ein Leben ohne mein Produkt zuvor möglich war.“
„Das klingt ja höchst interessant. Lassen Sie hören.“
„Sehr gerne. Schauen Sie, hier habe ich den Prototyp: Getrocknetes und klein gehacktes Unkraut in einer Papierrolle.“
„Na das ist ja in der Tat mal etwas ganz Neues. Und was stellt man damit an?“
„Kinderleicht! Sehen Sie, der Konsument steckt sich ein Ende in den Mund und zündet das andere an. Dadurch entsteht ein unangenehm riechender Qualm, eine Mischung aus schmutzigem Teer, dem Nervengift Nikotin und sonstiger Schadstoffe, die er daraufhin genussvoll inhaliert. Ganz offensichtlich macht ihn diese Prozedur zu einer beneidenswerten, weltmännischen und fröhlichen Person, die in den Augen seiner Umwelt höchsten Respekt und Anerkennung erntet sowie Begierde weckt.“
„Wie bitte, sind Sie noch ganz bei Sinnen? Sie wollen mir weismachen, dass Sie auch nur einen einzigen Depp finden der so dämlich ist und freiwillig sein Geld verbrennt, indem er den Rauch von verbranntem Unkraut und Papier inhaliert? Hohlköpfe, die aus freien Stücken ihre Gesundheit

ruinieren, dabei die Umwelt verpesten und behaupten, dies wäre ihnen ein Genuss? Die glauben, dass sie andere mit diesem geisteskranken Verhalten beeindrucken? Wo um alles in der Welt wollen sie solche verstörten Masochisten finden, in der Klapsmühle?"
„Bitte verlassen Sie mein Büro, Herr Marlboro, ich habe wichtigere Dinge zu tun!"
„Auf Wiedersehen."

Diese Szene ist fiktiv. „Wie bescheuert ist das denn?"

Das Absurde, schier Unglaubliche ist, dass es scheint, als wäre es tatsächlich so abgelaufen. Der Siegeszug der Zigarette um die Welt ist ja zu einer Tatsache geworden.

Gleichzeitig ist diese Szene ein hervorragendes Beispiel dafür, dass man nie aufgeben sollte, an sich und seine Träume zu glauben, egal, ob andere mit dem Kopf schütteln.

George Bernard Shaw hat das einmal so formuliert:

„Menschen, die etwas für unmöglich halten, sollten niemals andere stören, die es gerade vollbringen."

Rauchen entbehrt jeglicher Logik. Man könnte Tränen lachen über den gequirlten Schwachsinn des Herrn Marlboro. Dabei ist es doch eher zum Weinen und hat die internationale Tabakindustrie immens reich gemacht.

Wenn Sie über das Gespräch im Patentamt geschmunzelt haben, dann haben Sie sich über sich selbst amüsiert. Jeder Raucher ist schlussendlich dem vermeintlichen Verkaufsflop des Herrn Marlboro auf den Leim gegangen.

Ausgerechnet das vermeintlich intelligenteste Lebewesen dieser Erde hat eine der dümmsten Verhaltensweisen hervorgebracht, die man sich vorzustellen in der Lage ist.

„Zwei Dinge sind unendlich", soll Albert Einstein behauptet haben: *„Das Universum und die menschliche Dummheit. Bei ersterem bin ich mir allerdings nicht ganz sicher"*.

Die milliardenschwere Zigarettenindustrie ist der lebende Beweis dieser These.

2 bis 3 Tage nach der letzten Zigarette:
Geschmacks- und Geruchssinn sind wieder einwandfrei.

ANMERKUNGEN ZUR VORBEREITUNG

Nikotin ist in unserer Gesellschaft neben Alkohol das am häufigsten konsumierte und frei erhältliche Suchtmittel.

Alkoholabhängigkeit ist keine „dumme Gewohnheit“, sondern eine stark persönlichkeitsabhängige Krankheit, von der nicht unbedingt jeder in gleichem Maße betroffen wird, der alkoholische Getränke zu sich nimmt. Sie kommt schleichend und hat genauso wenig mit fehlender Willenskraft zu tun wie Diabetes. Damit unterscheidet der Alkohol sich fundamental vom Tabak.

Gleichwohl sind beide Drogen. Man hört immer wieder, dass Rotwein gesund ist. Das stimmt nicht. Bestimmte Inhaltsstoffe des Rotweins sind gesund. Diese bekommt man aber auch über Traubensaft. Der Alkohol im Rotwein und allen anderen Getränken ist jedenfalls alles andere als gut für die Gesundheit.

Regelmäßiger Tabakkonsum hingegen ist eine schnell wirkende Sucht und schon in kleinen Mengen schädlich. Das darin enthaltene Nikotin wirkt augenblicklich auf die Ganglien des vegetativen Nervensystems.
Aus diesen Gründen ist es meines Erachtens viel einfacher, diese stinkige Gewohnheit zu lassen. Ich weiß, dass klingt zunächst fragwürdig. Anschließend erkläre ich noch ausführlich, warum ich so denke.

Zigaretten sind, wenn man es erst einmal verstanden hat, eine relativ harmlose Droge in Bezug auf die Entwöhnung. Das ist zumindest meine persönliche Erfahrung.

Als ich das Rauchen ein für alle Mal sein ließ, litt ich unter keinerlei nennenswerten körperlichen Entzugserscheinungen. In keinem Moment schleppte ich mich zitternd über dem Fußboden einer Entzugszelle, von Krämpfen geschüttelt und mit Schaum vor dem Mund etc.

Kokain, LSD, Ecstasy etc. befördern den Konsumenten zumindest kurzfristig und blitzschnell in eine schillernde Welt der Halluzinationen und des „Wow, ist das alles schön bunt hier".

Der Zigarettenqualm hingegen löst anfangs keinerlei „positiv" empfundene Effekte aus. Jeder Neuling quält sich gewissermaßen zunächst zum Raucher.

Die ersten Zigaretten erregen Schwindel, verursachen einen widerlich brennenden Geschmack auf der Zunge, Hustenreiz und sogar Durchfall. Man muss sich zur nächsten überwinden und so einige mentale Kraftakte aufbringen.

Erst wenn der Ausdauernde diese schwierige Anfangszeit überstanden ist, steht der permanenten Degeneration des eigenen Körpers nichts mehr im Wege.

Es ist eben dieses Nikotin, ein innerhalb von Sekunden wirkendes Nervengift der Tabakpflanze, welches uns dazu bringt, nicht gleich nach dem ersten Versuch das Handtuch zu schmeißen. Warum sonst sollte jemand so dämlich sein und auf Biegen und Brechen versuchen Geschmack für etwas zu entwickeln, was verrußt schmeckt?

Die gute Nachricht: Genauso lange wie man braucht um der Zigarette zu verfallen, kann man die Gier nach ihr auch wieder loswerden. Gute zwei Wochen haben bei mir gereicht.

Nach Beendigung dieses Buches sind hoffentlich auch Sie ein überzeugter Nichtraucher. Jegliches Verlangen nach einer Zigarette verloschen. Egal ob jemand in ihrer Gegenwart raucht, ob sie Alkohol oder Kaffee konsumieren. Sie sind schlicht und einfach ein Mensch, der keine Zigarette braucht. Sie sind immun geworden. Sie sind ein ***aktiver*** Nichtraucher.

Sie werden, genau wie ich, Raucher in ihrer Umgebung beobachten, schmunzeln und sich fragen, wie es möglich ist, dass sie selber jemals diesen Nonsens mitgemacht haben.

Der einzige, der rauchen sollte, ist der Schornstein.

***

Führen wir uns an dieser Stelle die Inhaltsstoffe des „genussvollen" Tabakrauches einmal ganz kurz vor Augen: *

- Feinstaub (winzige Staubteilchen)
- Kohlenmonoxid (wie in Auspuffgasen)
- Teer (Straßenbelag)
- Nikotin (Giftstoff)
- Aceton und Tuluol (Lösungsmittel)
- Ammoniak (Reinigungs- und Düngermittel)
- Methanol und Benzol (Reinigungsmittel)
- Arsen und Blausäure (Gifte)
- Butan (Camping-, Feuerzeuggas)
- Nickel, Katmium, Zink und Blei (wie in

Batterien)
- Formaldehyd (Desinfektionsmittel)
- Methylisocyanat:(chemisches Zwischenprodukt)
- Naphtalin (Schädlingsbekämpfungsmittel)
- Phenole (Schädlingsbekämpfungsmittel)
- Nitrosamine (hochgiftige Stickstoffgemische)
- Radon und Polonium (radioaktive Substanzen)
- Schwefelsäure (Ausgangsstoff chemischer Produkte)
- Stickoxide (Oxidationsmittel)

* Quelle: Landesinstitut für Schule, Bremen

Um das Abhängigkeitspotential zu steigern und damit es nicht ganz so gruselig schmeckt, werden je nach Belieben und Marke Zusatzstoffe wie Zucker, Menthol, Kakao, Lakritze, Honig, Gewürze oder Speisestärke hinzugefügt.

Insgesamt ca.120 Einzelsubstanzen und 115 Gemische sowie 160 Aromen. Prost Mahlzeit!

Mit anderen Worten. Wenn ich paffe, inhaliere ich einen kunterbunten Cocktail aus Gift, Reinigungsmittel, Asphalt und anderer Chemikalien. Ich mache es freiwillig und gebe viel Geld dafür aus. Lassen Sie diese Behauptung bitte einmal ganz langsam in Ihrem Inneren Revue passieren.

Es ist die Wahrheit, vor der jeder Raucher offenkundig gerne die Augen verschließt.

Wozu nur einmal im Jahr einen traumhaften Urlaub unter der Sonne verbringen, wenn ich mir für das gleiche Geld tagtäglich kleine Dosen dieser toxischen Mischung verabreichen kann?

Können Sie sich einen solchen Gedanken logisch erklären? Nein? Ich mittlerweile auch nicht mehr. Ich fahre in Urlaub.

Was also macht ein Raucher, der all diese Informationen liest? Richtig, in aller Regel greift er zur Schachtel und zündet sich eine Zigarette an.

Wie ist das möglich?

Hier meine Erklärung: Die negativen Informationen dringen schlichtweg nicht zu ihm durch. Sie prallen ab von etwas, was bereits vorher dort implementiert wurde. Der Bereich des Gehirns, wo sie wahrgenommen und verarbeitet werden sollten, ist schon belegt. *„Sorry amigo, hier ist kein Platz mehr für dich"*.

Wäre das nicht so, würde kein Mensch freiwillig rauchen. Rauchen wäre wohl eher eine alternative Foltermethode.

„Hier, rauch dieses Giftgemisch, oder sag uns, wo du die Diamanten versteckt hast".

In der Schule hatte man uns Teenagern Aufklärungsvideos gezeigt über Lungenkrebs und Raucherbeine. Heutzutage sind diese Bilder unübersehbar direkt vorne auf die Schachtel gedruckt.

Überall kann jeder nachlesen, was man sich als Raucher antut. Haben all diese erschreckenden Berichte, Statistiken, Warnungen und fürchterliche Ekelbilder dafür gesorgt das Rauchen zu eliminieren? Augenscheinlich nicht.

Ein vernebelter Raucher, der immer wieder von den Gefahren des Rauches liest, gibt eher das Lesen auf als das Rauchen.

Wer sich einbildet, dass er gerne raucht, blendet unliebsame Reize aus. Die für viele andere Bereiche des Lebens notwendige „selektive Wahrnehmung“ des Menschen macht es möglich.

Gemäß der Bewusstseinsforschung, werden pro Sekunde tausende von Sinneseindrücke in unserem Gehirn verarbeitet. Davon nehmen wir jedoch nur etwa 40 bewusst wahr. Würde der Mensch alle Signale, Informationen und sonstige Einflüsse seiner Umgebung registrieren, er würde schlichtweg verrückt werden.

Unser Gehirn kann einfach nicht alles verarbeiten.

Entscheidend für den Raucher ist daher nicht was er weiß, sieht oder liest, sondern was er glaubt. Das, was sich in seinem Hirn bequem gemacht hat.

Diesen Umstand macht sich die Tabakindustrie seit ihrer Entstehung gewinnträchtig zu nutze. Sie war bereits Meister im Verbreiten von „fake news“, als das Internet und facebook noch Science Fiktion waren.

Ihre Strategie war, und ist es bis heute, uns permanent mit Lügen und Verzerrungen der Wahrheit zu füttern. „Alternative Wahrheiten“ hat das vor kurzem einmal jemand tituliert.

Welche Hirngespinste hat man uns Rauchern implementiert:

- „Rauchen entspannt mich“

  Haben Sie einmal einen Raucher beobachtet, dem die Zigaretten ausgehen und keine zweite Schachtel zur Verfügung steht? Da ist von Entspanntheit nichts zu erkennen.

Ein Raucher ist nicht entspannt, er ist nur vorrübergehend nicht *ver*spannt.

- „Rauchen törnt mich an". Ja was denn nun? Entspannt oder törnt an?
- „Rauchen macht schön"
Ganz genau. Schön doof und schön krank
- „Rauchen ist eine Belohnung"
Wie wäre es dann stattdessen einmal mit einer direkten Giftspritze als Gratifikation?
- „Rauchen ist gesellig"
Wirklich? Sie setzen Nichtraucher in Ihrer Umgebung unangenehmen Rauchschwaden aus, gegen die sie sich nicht wehren können. So etwas ist nicht gesellig, vergessen Sie´s.
- „Rauchen macht mich attraktiv"
Wenn Rauchen attraktiv machen würde, warum gibt es dann kein Parfum mit einem Duft nach kalter Zigarettenasche, „Eau de Aschenbecher"?
- „Rauchen macht mich anziehend"
Aber sicher doch. Bräunlich verfärbte Zähne, gelbe Finger und übelerregend muffender Atem sind in der Tat unwiderstehlich. *„Was ich an Karl-Gustav am meisten mag, sind seine tiefblauen Augen und die freiliegenden dunkelgelben Zahnhälse".*
- „Ich rauche, weil meine Eltern es nicht wollen"
Na klar. Die wollen auch nicht, dass du dir den Daumen abschneidest. Tust du es deswegen trotzdem, du pubertärer Schlaumeier?
- „Mein cooles Idol raucht"
Dann such dir ein anderes Idol, eines welches nicht raucht. Davon gibt es mehr und sie sind cooler.
- „Rauchen verschafft mir Zugehörigkeit".
Stimmt. Aber zur falschen Gruppe.

Füttern Sie Ihren Kopf mit der Realität. Immer und immer wieder aufs Neue.

Als „Wiederholungsfutter" nutzt meine „Leitmotiv-Methode" das folgende Credo:

„Es gibt absolut keinen Grund zu rauchen, keinen einzigen. Ich bin Nichtraucher. Ich bin stark, gesund, aktiv und voller Lebensfreude. Ich werde meinen Körper weder mit stinkigem Nikotin vergiften noch mit schleimigem Teer zuschmieren. Nein, so bescheuert bin ich nicht."

Machen Sie es so, wie ich es zur Entwöhnung praktiziert habe. Leiern Sie es permanent runter. Wiederholen Sie dieses Credo möglichst jedes Mal, wenn Sie an eine Zigarette denken. Aber auch, wenn Sie andere Menschen rauchen sehen.

Schließen Sie anschließend ihre Augen und verwandeln Sie das Gedachte in Bilder. Bereits nach kurzer Zeit wird dieses Leitsatz automatisch auftauchen und die bisherigen Lügen (Gedanken und gedankliche Bilder) in Ihrem Kopf ersetzen.

Notieren Sie den kurzen Text auf ein Stück Papier, das sie stets bei sich tragen. Auf diese Weise kann man es sich so lange vorlesen, bis man es auswendig kennt.

Etwa 72 Stunden nach der letzten Zigarette:
Sämtliches Nikotin ist aus dem Körper verschwunden.

NUTZEN UND VORTEILE DES RAUCHENS

Ja, natürlich, Nutznießer gibt es eine ganze Menge:

- *„Juhu, ich schaffe wieder die schwarze Null". Kann es sein, dass ich die Tabaksteuer vielleicht doch noch nicht hoch genug angesetzt habe?* (Bundesfinanzminister)
- *„Meine Damen und Herren. Ob sie es glauben oder nicht, es gibt tatsächlich Menschen, die gerne mehr als 6* EUR *für eine Schachtel Zigaretten ausgeben. Nicht in unseren kühnsten Träumen hätten wir das erwartet. Freuen wir uns also über den höchsten Börsenkurs aller Zeiten* (Aktionärsversammlung bei Philip Morris)
- *„Stellen Sie sich vor, Frau Müller-Thurgau. Mein Sohn hat auf Anhieb eine Stelle als Arzt bekommen."* (als Spezialist für Atemwegserkrankungen in der Onkologie).

Diese Liste könnte man noch Seitenweise fortführen: Werbeindustrie, Verpackungsindustrie, Tabakanbauer in Drittweltländern und deren minderjährige Arbeiterschaft, Logistikunternehmen, private Krankenhäuser und Kuratorien, Pestizid-, Pharma-, Nikotinersatzmittel-, Hustenbonbon- und Aschenbecherproduzenten, Zahnärzte, Rauchmelder Hersteller für Flugzeug-WCs, Zigarettenschmuggler, Tabakhändler und Rohstoffbörsen, Anbieter von Nichtraucherseminaren usw.

Millionen von Menschen weltweit profitieren vom blauen Dunst.

Stellen Sie sich nur einmal vor, es würden von heute auf morgen alle Raucher auf diesem Planeten ihre Sucht an den Nagel hängen. Abertausende von

Arbeitsplätze gingen verloren. Ein globaler Börsencrash würde die Märkte erschüttern, wie es die Welt noch nie gesehen hat. Dieses Szenarium hat Verschwörungstheorien hervorgebracht, die mächtige Interessengemeinschaften vermuten, welche im Hintergrund dafür sorgen, dass dem Raucher die Freude an seinem Konsum nicht vergeht.

Nutznießer gibt es also zu Hauf. Wen Sie hingegen vergeblich auf der Liste suchen werden, sind *Sie*!

Drehen und wenden Sie es wie Sie möchten. Nutzen und Vorteile für den Raucher gibt es keine. Es sein denn, jemand erachtet es als positiv, wenn er aufgrund der Folgen seiner Sucht eine vorzeitige Invalidenrente beziehen kann.

Sie wären gerne Millionär? Stellen Sie sich bitte einmal vor, der Privatsekretär von Bill Gates klopft eines morgens bei Ihnen an die Tür und bietet eine Million Dollar für Ihren linken Lungenflügel, Ihre Leber oder wenigsten Ihre klitzekleine Bauchspeicheldrüse. Würden Sie ja sagen? Die Antwort ist offensichtlich!

Unsere Gesundheit macht uns zum Millionär. Wir besitzen etwas, was wir für alles Geld der Welt nicht verkaufen würden. Trotzdem behandelt jeder Raucher seine wertvollen Organe wie einen Müllplatz.

Fazit: Es gibt keine positiven Seiten des Rauchens. Suchen zwecklos. Es gibt:

- keinen Nutzen
- keinen Vorteil
- keine Verbesserung
- keinerlei Vorzüge

- keinen Gewinn
- keine positiven Effekte
- keine positiven Nebeneffekte

Rauchen bringt dem Raucher ganz genau Null Komma nix. Er glaubt es nur. Er redet es sich ein und bekommt es eingeredet.

Wo genau liegt der Hase im Pfeffer?
Nicht reale Argumente, sondern Ammenmärchen lassen uns zur Zigarette, Zigarre oder Pfeife greifen. Fiktion statt Fakten. Als ich meine Augen ein für alle Mal dafür geöffnet hatte, war es für mich ein Pappenstiel, diese Aktivität zu Grabe zu tragen.

Lesen Sie die folgenden Absätze. Schließen Sie dann die Augen und lassen das Gelesene innerlich Revue passieren.
Dies ist die Realität der uns implantierten Vorbilder:

- *Das cholerische HB Männchen aus Großvaters Zeiten*, dem die Zigaretten ausgehen. Als es nicht mitten in der Nacht Nachschub findet, fischt es noch die kalten Kippen aus dem Mülleimer um daran zu saugen. Dann geht er in die Luft. Hoffentlich sieht ihn keiner.
- *Die „elegante“ Dunhill Dame* verstohlen um sich schauend im Krankenhaushinterhof, gleich bei den Mülltonnen. Ihren mageren, von Falten zerfurchten Hals schmückt ein sündhaft teures Diamantenkollier. Neben sich den überquellenden Aschenbecher, Kippen und gespucktes Blut rundherum. Lackschwarze lange Fingernägel an senfgelbe Fingerkuppen geklebt. Gerade steckt sie eine Zigarette mit der vorherigen

an. Sie merkt es nicht einmal.

- *Wayne McLaren, der kernige Marlboro Cowboy* auf seinem letzten Ritt ins Nirwana. Wenn er nicht gerade hustet und würgt, produziert er krächzende Laute durch ein Röhrchen in seinem Rachen. Er starb mit nur 52 Jahren an Lungenkrebs.

Viele Menschen brauchen Idole als Leitfigur in ihrem Leben. Diesen Umstand nützt die Zigarettenindustrie aus. Lassen Sie sich nicht blenden. Hierbei handelt es sich um gut gemachte Trugbilder, die jeglicher Realität entbehren.

„Ein letzter Wunsch, bevor das Erschießungskommando dich ins Jenseits befördert, einsamer Reiter?"
„Ja, eine Zigarette, bitte"

Wer hat diese Szene noch nicht in einem Film verfolgt. Wohl fast jeder. Als wäre eine Zigarette das Erstrebenswerteste auf der Welt. Was für ein Blödsinn!

Haben Sie sich also bei dieser Filmszene lauthals lachend auf die Schenkel geklopft?

Wohl fast niemand hat das gemacht. Dabei ist es doch ganz offensichtlich zum Schießen komisch. Und schwupp, schon war die Lüge in Ihrem Kopf.

Der Friedhof ist voll von Menschen die glaubten, dass Rauchen das Größte ist. Der einsame Reiter ist nun einer von vielen.

2 Wochen nach der letzten Zigarette:
Der Schleim der Atemwege löst sich.

DIE „ICH-OPFERE-MICH-METHODE“

Jetzt kommen wir so langsam zum eigentlichen Knackpunkt: Auf welche Art und Weise habe ich mit dem Rauchen aufgehört und wie ist es mir *nicht* geglückt.

Die, ich nenne sie die „Ich-opfere-mich-Methode“, wenden all diejenigen an, die (noch) nicht wissen, wie man es anstellt, sich genussvoll vom Krebsstängel zu verabschieden. Sie ist der trostlose Versuch sich zum Nichtraucher zu quälen.

Diese Strategie beginnt zumeist mit einem Spruch wie: *„Ich fange jetzt an das Rauchen aufzugeben“.* Dieser Mensch glaubt etwas aufzugeben, was er im Grunde seines Herzens gar nicht missen möchte. Er verflucht sich im gleichen Moment, in dem er seinen Vorsatz getroffen hat.

Wer kennt dieses Szenario nicht:

„Du, ich habe beschlossen jetzt endgültig das Rauchen aufzugeben“
„Prima, Glückwunsch, toi toi toi. Ich beneide dich. Glaubst du, dass du es schaffst?“
„Ich hoffe, dass ich es durchhalte, ist ja gar nicht so einfach. Aber wenn man etwas wirklich will, dann geht es auch. Ist eine Frage der Willenskraft. Klar, leicht wird es nicht, für immer auf die Zigaretten verzichten zu müssen. Insbesondere diejenigen, die ich am meisten genieße, morgens mit dem leckeren Kaffee und nach jedem Essen.“.
„Stimmt, die schmecken göttlich. Ich selber werde auch erst richtig wach, wenn ich Kaffee und Zigarette in der Hand

halte."

„Na gut, ohne Leiden wird es nicht gehen. Die nächste Zeit wirst du mich auf keiner Party sehen. Ganz bestimmt bin ich erstmal eine ganze Zeit motivationslos, schnell gestresst und gereizt. Das möchte ich euch nicht zumuten."

„Logisch, verstehe ich. Das ist nett von dir. Alkohol ohne Zigarette, das geht ja gar nicht. Aber irgendwann hast du es dann bestimmt geschafft".

„Ja danke, dass hoffe ich auch".

„Komm, lass uns die letzte Chesterfield miteinander teilen, Kumpel. Morgen wird es dann ernst für dich".

Dieser Mensch meint es gut. Aber gut gemeint ist das Gegenteil von gut. Er will von der Droge weg, allerdings mit der falschen Herangehensweise.

Mein Tipp: Kündigen Sie nichts an, von dem Sie nicht wissen, ob es eintrifft. Warten Sie, bis die Menschen in ihrem Leben es bemerken.

Bei der „Ich-opfere-mich-Methode, suggeriert der Gutmeinende, dass:

- ihm schwerste Entzugserscheinungen bevorstehen
- er zukünftig auf etwas Wertvolles verzichtet, was ihm bisher Vergnügen bereitet hat.
- er Lebensqualität verliert.
- er sich auf einen langen qualvollen Weg der Entbehrung begibt.

Ganz ehrlich: So wird das nie was. Meiner Auffassung nach kann man sich Symptome wie Motivationslosigkeit, Stimmungsschwankungen, Stress, Unruhe, Müdigkeit, Gereiztheit etc. auch herbeireden.

Selbsterfüllende Negativszenarien machen keinen Sinn. Sie produzieren Erwartungen über Gemütszustände, die noch gar nicht eingetreten sind und vielleicht niemals eintreten.

Bleiben Sie positiv. Bei mir hat sich nichts dergleichen eingestellt. Und selbst wenn einige davon eingetreten wären, sie hätten mich nur temporär begleitet.

Die „Ich-opfere-mich-Methode“ macht niemanden niemals zum echten Nichtraucher. Sie verwandelt den Raucher bestenfalls in einen ***inaktiven*** Raucher. Einer, der temporär nicht raucht, obwohl er doch so gerne rauchen würde. Deshalb muss er auch permanent daran denken.

Er glaubt nicht einmal selber an sein Vorhaben. Ein festes Vertrauen in das Gelingen ist aber eine der Grundvoraussetzungen für den Erfolg. Ohne Selbstvertrauen geht es nicht, wenn man geistige Berge versetzen will.

Dieser Mensch hat nicht aufgehört, er hat sich nur vorrübergehend in den Standby-Modus versetzt. Ein Schläfer, der in jedem Moment aus seiner selbstauferlegten, alptraumhaften Selbstgeißelung erwachen kann.

Dann dauert es keine zwei Minuten bis das Feuerzeug klick macht und das schlechte Gewissen in ihm zu kichern beginnt.

Sein „Schlaf“ kann Stunden, Tage, Wochen aber auch Jahre dauern. Immer bleibt es ein mühsamer Kampf gegen Windmühlen.

Ein stabiler Dauerzustand sieht anders aus.

Der sich reumütig opfernde Zeitgenosse ist nichts weiter als eine tickende Zeitbombe die jederzeit explodieren kann. Er sieht nicht nur aus wie eine Lunte, er hat eine, die nur darauf wartet, auf das Streichholz zu treffen.

Was „befreit“ das „Opfer“ von seinem „Martyrium“:

- Ein besonderer Moment: *„So, jetzt habe ich mir nach so langer Abstinenz aber doch mal wieder eine „schöne“ Zigarette verdient.“*
- Ein tragischer Moment: *„Alles egal, jetzt kann ich auch wieder rauchen.“*
- Falsche Freunde: *„Hör mal, jetzt wo du schon so lange Nichtraucher bist, kann dir eine einzige Zigarette doch nichts anhaben. Komm, ich lass eine Fluppe springen.“* Drogenabhängige haben Angst, einen „Weggefährten“ zu verlieren. Es lässt sie selber wie einen „Schwächling“ dastehen und versetzt sie in Erklärungsnotstand für das eigene Verhalten. Es entsteht ein für sie unangenehm empfundener Druck, es ebenfalls versuchen zu müssen, was sie gar nicht wollen.
- Ärger oder Stress: *„Die machen mich wahnsinnig, wo ist meine Beruhigungszigarette?“*
- Frust über etwas oder jemanden: *„So, das hat er/sie jetzt davon. Es ist seine/ihre Schuld, dass ich rückfällig geworden bin.“*

Inaktive Raucher, die nach der „Ich-opfere-Methode“ vorgehen, hängen bereits ab der ersten Zigarette wieder am „Tropf“. Selbst wenn sie es zuvor zwanghaft geschafft hatten jahrelang rauchfrei zu bleiben.

Sie waren die ganze Zeit über schlicht und einfach *nichtrauchende* Raucher, aber keine Nichtraucher. Das ist ein gewaltiger Unterschied.

Wie soll es auch anders sein, sind sie doch niemals wirklich „clean“ geworden.

Wer sein Raucherdasein „opfert“, der verlangt in der Regel nach Ersatz, obwohl dies nicht gerechtfertigt ist.

Ersatz brauchen wir nur für etwas, das wir vermissen, was eine große Lücke hinterlässt, die geschlossen werden muss.

Giftigen schmutzigen Qualm zu inhalieren braucht niemand und hinterlässt deshalb auch kein Vakuum. Man muss es einfach nur sein lassen. Mehr gehört nicht dazu.

Die gewonnene Zeit, die man zuvor mit dem Rauchen, als fester Bestandteil des Lebens, verplempert hat, lässt sich leicht mit angenehmeren Beschäftigungen ausfüllen.

Wer sich einredet, dass er als Nichtraucher jetzt plötzlich ständig Schokolade und Sahnetörtchen in sich hineinstopfen muss, ist auf dem Holzweg. Dieses Verhalten dient bestenfalls um einen Vorwand vorzubereiten um im erstbesten Moment wieder mit dem Paffen anzufangen.

„Natürlich Thomas, ich an deiner Stelle hätte auch wieder weitergeraucht bei 7 kg Gewichtszunahme in 12 Wochen. Wir verstehen dich. Alles ist gut.“

Meine persönliche Erfahrung ist komplett anders. Bereits kurze Zeit, nachdem ich das Rauchen gestoppt hatte, änderten sich meine Essgewohnheiten.

Schokolade und andere Süßspeisen lockten mich immer weniger. Selbst die Lust auf Fleisch ließ nach. Statt Bolognese bekam ich, komplett entgegengesetzt meiner bisherigen Neigungen, Lust auf Spaghetti mit Pesto oder mit Olivenöl und Knoblauch.

Ich kaufte mir einen Mixer und begann leckere Fruchtsaft-Smoothies zuzubereiten. Selbstgemischtes Müsli fand Zugang zu meinen Frühstücksoptionen. Statt Bier entwickelte ich eine Vorliebe für Wein.

Zum ersten Mal in meinem Leben bestellte ich in einem Restaurant einen gemischten Salat als Hauptspeise, einfach, weil ich Verlangen danach verspürte. In meiner Raucherzeit war Salat für mich kein Essen, eher eine Beilage, wenn es denn sein musste.

Nach wie vor esse ich zweimal am Tag. Ein spätes Frühstück und ein frühes Abendessen. Chips, Salzstangen und sonstige Knabbereien locken mich nicht. Dafür esse ich liebend gerne frisches Obst zwischen den Mahlzeiten.

Da ich mich fitter fühle, bewege ich mich mehr. Als Raucher bevorzugte ich den gemütlichen Ruhemodus. Dadurch verbrannte mein Körper sehr viel weniger Kalorien.

Keine Chance einer Gewichtszunahme.

Nicht mehr zu rauchen hat mein Leben komplett auf den Kopf gestellt. Endlich kann ich kulinarisch genießen.

Essen ist nicht mehr die lästige Beschäftigung vor der Zigarette.

Mittlerweile wurde ich sogar zum passionierten Schwimmer. Fast jeden Morgen fahre ich, noch vor dem Frühstück, im Kanu zur Schwimmplattform hinaus. Von dort springe ich in den Río Dulce und genieße es, durchs Wasser zu pflügen. Früher hätte ich in dieser Zeit, bei einem halben Liter Kaffee, mindestens 3 Zigaretten geraucht.

Ich kann förmlich nachverfolgen, wie sich mein Lungenvolumen langsam ausdehnt. Der Sauerstoff sucht sich Bahnen durch zuvor verrußte Atemwege. Neu geschaffene Energie macht sich täglich bei mir fühlbar.

Noch vor kurzem wachte ich morgens schon müde auf und ertappte mich bereits am späten Nachmittag beim Gähnen. Sauerstoffmangel war dafür verantwortlich. Derartige Symptome haben sich mit dem Nichtrauchen verflüchtigt. Eine wunderbare Erfahrung.

Eine medizinisch versierte Freundin hat mir den Grund dafür erklärt. Sauerstoff und Kohlenmonoxid (aus dem Tabakrauch) stehen in Konkurrenz um die Andockstellen der roten Blutkörperchen. Dieses Wettrennen hat in meinem Körper ein Ende gefunden, Gott sei Dank!

Lieber Volldampf als voll von Dampf.

„Ich habe angefangen, mit dem Rauchen aufzuhören". Das ist Quatsch. Man fängt auch nicht an mit dem Essen aufzuhören. Das Aufhören geschieht im Moment.

Ab der 2. Woche nach der letzten Zigarette:

Flimmerhärchen befreien sich vom Dreck.

ERSATZBEFRIEDIGUNG UND SONSTIGER SCHNICKSCHNACK

Gute Idee! Nur nicht für denjenigen, der dem Rauchen abschwören will.

Seit einigen Jahren floriert der Markt für Ersatzprodukte für den Zigarettenkonsum. Raten Sie mal, wer diese „Heilsbringer“ größtenteils produziert und prächtig daran verdient. Genau, die Enkel des Herrn Marlboro.

Solche Artikel sind das Ergebnis der Nachfrage aller inaktiven „Rauchopfer“ nach einer Ersatzkrücke. Wer damit zum Nichtraucher wird, der schafft es trotz und nicht wegen dem Ersatz. Ein wirklicher, *aktiver* Nichtraucher kann gut und gerne darauf verzichten.

E-Zigaretten, Nikotinkaugummis und -pflaster, Wasserpfeifen etc. nützen in erster Linie demjenigen, der sie herstellt und verkauft. Gift mit Geschmack und Geruch nach Erdbeere, „wie lecker ist das denn!“, da liegt die Hemmschwelle nicht sehr hoch.

Niemand braucht einen Ersatz für ein Übel. Man soll einfach nur froh sein, dass man es los ist. Nikotin (der Zigarette) mit Nikotin (aus anderer Quelle) zu ersetzen erscheint in etwa so sinnvoll wie eine Zigarettenentwöhnung bei der man Zigarren raucht.

Bei einer, starke körperliche Entzugserscheinungen hervorrufenden Droge wie beispielsweise Heroin mag ein Ersatz eventuell temporär notwendig sein.
Aber bei der Zigarette? Nein! Seien Sie nicht töricht. Tauschen Sie nicht die Cholera gegen die Pest. Wenn

Ersatzprodukte wirklich notwendig wären, wie hätten ich und viele andere dann den Absprung geschafft?

Medikamente und Nikotinersatzmittel sollten nur im Rahmen einer professionellen Entzugstherapie angewandt werden. Hier dienen sie dazu, zunächst Verhaltensautomatismen abzutrainieren und gleichzeitig einen sukzessiven Nikotinentzug durchzuführen. Die E-Zigarette kommt dabei nicht zum Einsatz, denn da ist die Prozedur ja ähnlich.

Wussten Sie, dass es neuerdings auch ganz tolle Apps fürs Smartphone gibt, auf denen man den Verlauf seiner Raucherentwöhnung nachvollziehen kann? Sie zeigen Ihnen punktgenau und zu jedem Moment an, wie viele Zigaretten Sie bereits *nicht* geraucht haben, welchen Nutzen Sie erzielt und wieviel Geld Sie gespart haben, bis zur zweiten Nachkommastelle. Selbst die gewonnene Lebenszeit wird Ihnen minutengenau vorgerechnet.

Das alles kann man dann dreimal täglich via Instagram-link mit dem Rest der Welt teilen. Ist das nicht der Wahnsinn?!

Ja schon. Aus meiner Sicht so wahnsinnig überflüssig wie die oben aufgeführten Ersatzprodukte. Auch hier profitieren am Ende wieder nur alle bis auf den Benutzer der App selbst.

Bei wem es vorher noch nicht der Fall war, der erhebt die Zigarette auf diese Weise zum Mittelpunkt seines Lebens. Permanent sichtbar auf dem Display seines Telefons. Keine gute Idee, wie ich finde.

Wenn man sich von etwas trennt, dann hatte man dafür einen Grund.

Jedes Mal, wenn Sie sich via App vor Augen führen, wie viele Tage Sie rauchfrei ohne Zigarette sind, taucht bei diesem Gedankengang die Zigarette auf.

Befreien Sie sich mental von allem, was Sie an Ihre dunkle Vergangenheit erinnert. Was zählt ist Ihre Zukunft und die beginnt *jetzt*, nikotinfrei.

Löschen Sie Ihre Gedanken an die Zigarette, sprechen Sie nicht darüber, denken Sie nicht daran. Es gibt viel wichtigere Dinge und nützlichere Apps, mit denen man sich beschäftigen kann.

Bei meinen vorherigen Anläufen, mir das Rauchen abzugewöhnen, hatte ich die letzte Schachtel an die Wand geklebt. Daneben befestigte ich eine Tafel, auf der ich eine Strichliste führte für jeden Tag des Nichtrauchens. Sah ungefähr so aus wie ein Altar und hat auch nichts gebracht.

Es vermittelte mir das Gefühl eines Häftlings in der Zelle, darauf wartend, bald entlassen zu werden. Ich war ein „Opfer".

2 bis 12 Wochen nach der letzten Zigarette:
Die Lunge befreit sich von Schleim und Schmutzpartikel.

DIE „LEITMOTIV-METHODE“

Meine Blasentumor Diagnose war nicht der entscheidende Faktor, warum ich es geschafft habe in Rekordzeit dem Rauchen abzuschwören.

Machen wir uns nichts vor. Niemand muss warten, bis die Hiobsbotschaft eintrifft. In einigen Fällen mag sie helfen, den notwendigen Druck aufzubauen. Dann ist es aber zumeist zu spät. Womöglich zeigt der Unverbesserliche sogar eine Trotzreaktion:

„Jetzt erst recht, eh zu spät aufzuhören“

Wer hat nicht Geschichten von Menschen mit fortschreitender Bronchitis, Asthmaattacken oder sogar ersten Anzeichen von Krebsgeschwüren und dergleichen gehört, die weiterrauchen wie bisher. Einige von ihnen verzichten eher aufs Essen, als auf die Zigaretten. So ein Verhalten entbehrt jeglicher Vernunft.

Man sollte als Nichtraucher nicht leichtfertig darüber urteilen, bloß, weil man dies nicht nachvollziehen kann. Es handelt sich beim Nikotin um eine ***Droge***. Jeder Raucher, der nicht den richtigen mentalen Ansatz findet sie zu konfrontieren, hat es tatsächlich extrem schwer. Ich spreche aus eigener Erfahrung.

Die Psychologie erklärt das unlogische Verhalten des Menschen, in diesem Fall das des Rauchers, mit der “kognitiven Dissonanz”. Das Denken passt nicht zum Verhalten. Ich tue etwas, von dem mir mein logisches Denken sagt, dass es völlig bescheuert ist. Umgangssprachlich ist diese Verhaltensstörung als

„Selbstverarschung“ bekannt.

Wie auch immer, dieser Konflikt muss aufgelöst werden, das Gehirn hasst solche Zustände.

Also sucht der Zigarettenfreund nach Ausreden und Vorwänden, um sein Verhalten zu rechtfertigen. Je länger er raucht, umso größer wird die Dissonanz.

Rauchen ist eine emotionale Entscheidung, keine logische. Und gegen Emotionen hat Logik zunächst einmal keine Chance. Bei dem Gefühl der Verliebtheit verhält sich das oftmals genauso.

Wie sicherlich die meisten Raucher, hatte ich zuvor auch bereits einige Male den ernsthaften Versuch unternommen, dem Smog aus der Papierröhre abzuschwören. Dabei bin ich jedes Mal gescheitert, weil meine Vorgehensweise die falsche war.

Der Blasentumor brachte mich lediglich dazu, intensiver nachzudenken. So erinnerte ich mich an die Marketingvorlesungen meines BWL Studiums aus fast vergessenen Tagen.

Was hatte man mir seinerzeit zum Thema Konsumentenverhalten beigebracht?

Der Mensch als Konsument ist nicht rational. Deshalb lässt er sich auch so bereitwillig durch geschickte Werbung vor den Karren spannen.

Ein Meister dieser Gehirnwäsche ist ebenfalls die Tabakindustrie, wie die anfangs beschriebene Begegnung im Patentamt verdeutlicht. So irrwitzig sich diese Anekdote auch anhören mag, sie wurde Realität.

Dank permanenter direkter und subtiler Werbebotschaften, gelang es dem cleveren Herrn Marlboro im Laufe der Zeit die Zigarette mit

Attributen wie Abenteuer, Unabhängigkeit, Entspannung, Selbstsicherheit und Gemütlichkeit zu assoziieren. Sogar die erotische Variante der „Zigarette danach“ wird vom Raucher geschluckt.

Nichts von alledem trifft zu, alles ist gelogen und doch hat es kritiklos Zugang in sein Oberstübchen gefunden.

Nachdem ich mich wieder an den Inhalt meiner Marketingvorlesungen erinnert hatte, wusste ich, dass ich diesen Praktiken nicht hilflos ausgeliefert bin.

Der Mensch neigt dazu, unliebsame Informationen auszublenden.

Dieses Verhalten ist es, um das es geht. Genau dort, das wurde mir relativ schnell klar, war, wo ich ansetzen musste, um mich von meiner Abhängigkeit zu befreien.

Entscheidend für den Menschen im allgemeinen und den Raucher im speziellen ist nicht, was er weiß, sondern was sich in seinem Schädel eingenistet hat. Dies ist, was er glaubt und abruft, egal ob Wahrheit oder Lüge.

Und eine Lüge, oft genug wiederholt, wird irgendwann zur Wahrheit. Insbesondere, wenn sie dem Empfänger gelegen kommt.

Mein Ansatz war es daher, den Feind mit seinen eigenen Waffen zu schlagen. Mein Gedankengang lautete:

Wie kann ich mich wehren?

Ganz einfach, ich muss die Wahrheit so oft wiederholen, bis sie die Unwahrheit verdrängt und sich als Realität zementiert.

Kontrolliere deine Gedanken, dann kontrollierst du dein Leben. Bringen deine bisherigen Überlegungen dich nicht ans Ziel, ändere deine Überlegungen.

Wer sich immer gleich verhält, darf keine anderen Resultate erwarten.

Aufgrund dieser Annahmen entstand die „Leitmotiv-Methode".

Meine bis dato unternommenen traditionellen Versuche waren gescheitert. Sie basierten alle auf der „Ich-opfere-mich-Methode".

Da bisherige Überlegungen mich nicht ans Ziel brachten, musste ich andere anwenden.

Anfangs las ich mein Credo von einem Blatt Papier ab, welches ich ständig in der Hosentasche bei mir trug. Ich wiederholte es bei jeder Gelegenheit. Solange, bis ich es auswendig konnte. Im Bus, auf der Parkbank, in der Schlange am Bankschalter, sogar auf dem Klo.

Der Name „Leitmotiv" ist meine Abwandlung des Wortes „Leitwolf". Der Leitwolf dominiert, führt sein Rudel an. Mein Leitmotiv wurde zum Anführer meiner Gedanken.

Der Mensch kann nicht zwei Gedanken gleichzeitig haben. Hier liegt einer der Schlüssel zum Erfolg der „Leitmotiv-Methode".

Haben Sie schon einmal Alpträume gehabt? Die Gier nach dem Glimmstängel ist ein dämonischer Alptraum. Man entkommt ihm am besten, indem man ihn verscheucht (alternative Gedankenbilder generieren), oder aufwacht und in die Realität zurückkehrt (dort, wo Rauchen einfach nur unnötig ist).

Kennen Sie die folgende Geschichte? Es handelt sich um das Gespräch eines Indianers mit seinem Sohn:

„Papa, warum ist der Mensch manchmal gut und manchmal böse?"
„Schau, jeder von uns hat zwei Wölfe in sich. Einen grauen und einen weißen. Der graue Wolf will das Böse, der weiße das Gute". Beide befinden sich in einem ständigen Kampf gegeneinander".
„Und welcher der beiden gewinnt?" fragt das Kind nach einer Weile des Überlegens?
„Derjenige, den du am meisten fütterst, mein Sohn"

Wenn wir diese schöne Erzählung auf das Thema dieses Buches übertragen, dann ist es der graue Wolf, der uns zum Rauchen animiert.
Mir ist es gelungen, den weißen Wolf in mir unbesiegbar zu machen. Er bekam das ganze Futter.

Der Prozess des Rauchens verläuft stets nach dem gleichen Schema. Früher oder später wächst das Verlangen nach der nächsten Zigarette. Das verursacht den automatischen Griff zur Schachtel.

Zwischen diesen zwei Schritten vergehen einige Sekunden. Dieser Augenblick ist der Moment, in dem wir aktiv werden müssen. Er erfordert unsere ganze Konzentration. Anfangs mehr, später lässt die Anstrengung nach.

Die ersten drei Tage nach der letzten Zigarette sind gewöhnungsbedürftig. Es ist der Zeitraum den der Körper braucht, alles Nikotin zu entsorgen.
Schnell meldet sich der graue Wolf und verlangt

Nachschub. Das gehört dazu, denn Ihrem Körper wird etwas entzogen, was er über lange Zeit gewohnt war.

Aber ist das wirklich so unmöglich auszuhalten? Tut es fürchterlich weh? Nein, es ist stets nur ein kurzes Aufblitzen des Verlangens. Sie werden es ohne Schaden überstehen. Halten Sie diese 72 Stunden aus und die ohnehin relativ schwachen Entzugserscheinungen klingen rapide ab.

Haben Sie keine Angst. Was bleibt ist die Erinnerung. Diese verblasst aber mit jedem rauchfreien Tag ein wenig mehr.

Machen Sie sich bereit. Erwarten Sie ihren lächerlichen Feind in der freudigen Erwartung, ihn ein für alle Mal auszuhungern. Begrüßen und genießen Sie das Kräftemessen mit diesem im Grunde zahnlosen Wadenbeißer in der absoluten Gewissheit, dass Sie stärker sind. Sie sind es!

Er ist nur der für kurze Zeit erscheinende Vorbote Ihrer zukünftigen Unabhängigkeit. Er verschwindet, wenn Sie ihn ignorieren.

Wie verliefen meine drei Tage Nikotinentzug?

Ich merkte, wie der graue Wolf in mir nervös wurde. Da er kein Futter mehr bekam, begann er sich aufzubäumen. Ich hielt stand.

Am vierten Tag spürte ich seine aufkommende Schwäche.

Dennoch kamen hin und wieder Momente, in denen er seine letzten Kräfte zu sammeln schien, um mir das Leben schwer zu machen. Da ich wusste, dass es seine letzten Zuckungen sein werden, war es mir ein Leichtes, ihm standzuhalten.

Das Verlangen während der ersten drei Tage kommt plötzlich.

Der Gedanke blitzt auf und er ist so stark und hinterlistig, dass er den Griff zur Zigarette zum Impuls macht. In diesen Momenten wusste ich, dass ich mich fokussieren musste, um der Versuchung zu widerstehen.

Ich stellte fest, dass dieser Prozess stets nur wenige Minuten anhält und rasch an Intensität verliert. In diesem kurzen Zeitfenster wiederholte ich mein Credo, erinnerte mich, warum ich mit dem Schmöken aufhören wollte. Ich sagte mir klipp und klar:

„Zigarettenrauch ist Schmutz, giftiger Dreck. Damit werde ich mir nicht meinen Körper zuschmieren."

Innerlich stellte ich mir vor, wie ich eine Zigarette anzünde. Bei diesem Gedanken formuliere ich Mantras wie:

„Was ich mache ist absolut lächerlich. Getrocknetes Unkraut mit Papier rauchen ist einfach nur dumm. Nein, zu dieser Gruppe Menschen will ich nicht gehören. Ich wollte es nie, man hat mich dazu gebracht. Jetzt entscheide ich".

Bei der Formulierung kann jeder seiner Fantasie freien Lauf lassen.

Mein Credo und die Gedanken halfen mir, die nur wenige Minuten anhaltende Gier zu überstehen, in der ich normalerweise eine Zigarette geraucht und mich hinterher schlecht gefühlt hätte.

Ich wusste, dass ich gewinnen werde. Und ich gewann.

Sie glauben drei Tage nicht zu rauchen ist schwierig? Dann versuchen Sie einmal sich drei Tage nicht zu beschweren, zu kritisieren oder über andere zu meckern, nicht ein einziges Mal, dann wissen Sie was schwierig ist.

Fragen Sie sich stattdessen, was bei *Ihnen* nicht in Ordnung ist und was Sie diesbezüglich machen sollten. Was ich sagen will ist: Jedes Mal, wenn wir mit dem Finger auf andere zeigen, richten sich dabei gleichzeitig drei Finger auf uns selber. Zufall???

Beide dieser 3-Tage-Übungen sind sinnvoll und beide verändern Ihr Leben und das Ihrer Mitmenschen auf eine äußerst positive Weise.

***

Dann begann die traumhaft schöne Zeit der Belohnung. Bereits nach wenigen Wochen habe ich erste positive Veränderungen festgestellt.

Bin ich als Raucher nur ungern in den ersten Stock hochgegangen, so macht es mir plötzlich Spaß. Statt mich mühsam Stufe um Stufe nach oben zu schleppen um dort erstmal nach Luft zu japsen, flog ich jetzt förmlich hinauf. Was für ein unvergessliches Erlebnis, als ich das erste Mal oben ankam und dachte *„Seltsam, es fühlt sich so gut an, wo ist das Gefühl der Kurzatmigkeit geblieben?"*.

Ich, der noch vor nicht allzu langer Zeit Pfeiftöne beim Atmen von sich gegeben hat und schon bei der geringsten Anstrengung Atembeschwerden verspürte. *Ich*, der ich so langsam auf die 60 zugehe. Wie kann es sein, dass jeder Tag mich vitaler fühlen lässt?

Ein anderes Aha-Erlebnis hatte ich bei der Zahnpflege. Wenige Wochen nachdem ich das Rauchen eingestellt hatte, bemerkte ich eine erfreuliche Veränderung beim Zähneputzen.

Beim Ausspülen war kein Blut mehr zu sehen und das Brechreizgefühl, wenn ich mit der Zahnbürste weit hinten putzte, war verschwunden. Ein Zustand, an den ich mich als starker Raucher unbemerkt gewöhnt hatte.

Mein Köper gesundete innerlich und äußerlich. Man konnte es mir förmlich ansehen. Selbst der Teint meiner Haut begann sich zu regenerieren. Mir fiel es erst auf, als mich Freunde darauf ansprachen.

Hin und wieder merkte ich die Zuckungen des mittlerweile schwachen Wolfes, bis sie eines Tages verstummten.

Es dauerte nur wenige Wochen. Anfangs ist er abgemagert und geschwächt, aber nicht tot. Doch jeden Tag, jede Stunde ohne Nikotin wird er schwächer, verkümmert langsam aber sicher durch den „Nahrungsentzug".

Immer blieb ich wachsam. Er gibt nicht so schnell auf. Es ist ein alter, listiger Wolf. An einigen Tagen nimmt er urplötzlich wieder Fahrt auf und macht sich kurz bemerkbar. Ohne Vorwarnung blitzt der Gedanke an eine Zigarette auf.

Bei mir war das am 9 und am 14 Tag. Dann war endgültig Schluss.

Bei der von mir zuvor praktizierten „Ich-opfere-mich-Methode" reichte dieses letzte Aufbäumen, um mich wieder in seine Fänge zu treiben. Ich wurde schwach, konnte nicht wiederstehen.

Irgendwo kramte ich eine Zigarette hervor, manchmal auch einen angerauchten alten Stummel.

Danach fühlte mich elend, beschimpfte mich selbst als Versager. Der Frust und die Enttäuschung waren Auslöser für die nächste Zigarette, dann noch eine. Und schon war ich wieder aktiver Raucher.

Bei der „Leitmotiv-Methode“ verlief es anders. Ich bemerkte das Aufbäumen des Wolfes…
… und schmunzelte.

Es machte mir absolut nichts mehr aus. Automatisch tauchten die mit meinem Credo verbundenen „Real-Bilder“ vor meinem inneren Auge auf. Die eben begonnene Attacke des mageren grauen Wolfes war ebenso schnell wieder verschwunden, wie sie aufgetaucht war.

Seitdem ich nicht mehr rauche, trinke ich auch weniger Kaffee. Früher gehörten Zigarette und Kaffee für mich zusammen wie Tom und Jerry.

In meinem neuen Leben als Nichtraucher hat sich mein Koffeinkonsum stark verringert. Er beschränkt sich zumeist auf den Guten-Morgen-Kaffee und hin und wieder einen Cappuccino am Nachmittag.

Erst jetzt weiß ich, wie genussvoll dieses Getränk wirklich schmeckt und genieße jeden Schluck, aber in Maßen.

Stattdessen ertappte ich mich dabei, beim Einkaufen nach Kräuter- und Früchtetees Ausschau zu halten. Wer hätte das gedacht? Ausgerechnet *ich,* der sonst kaum Zeit an gesunde Ernährung verschwendet hatte

Etwas war passiert mit mir, ausgelöst durch den simplen Umstand, dass ich nicht mehr rauchte. Die wiederentdeckte Vitalität hatte in mir die Lust nach „mehr“ geweckt. Mehr Kraft und Ausdauer, mehr Lebenslust, mehr Kondition, mehr, mehr, mehr. Gesund zu leben wurde zu einer Gewohnheit, die mein Leben seither extrem bereichert.

Auch, dass der Drang verschwunden ist, etwas mindestens jede Stunde des Tages machen zu *müssen*, beschert mir ein neues Gefühl von Freiheit. Zuvor war ich ein Gefangener meiner „genussvollen“ Sucht.

Mein wiederbelebter Geschmacksinn entdeckt ständig unbekannte oder fast vergessene Genüsse. *Wirkliche* Genüsse, keine Einbildungen wie der schmutzig stinkige Qualm der giftigen Glimmstängel.

Mit einem Satz: Ich bin einfach besser drauf. Körperlich und mental.

Im ursprünglichen Manuskript folgte an dieser Stelle mein Hinweis, dass man auch an seine Mitmenschen denken sollte. Daran, wie diese profitieren und was man ihnen erspart, wenn man nicht mehr raucht.

Eine meiner Testleserinnen schrieb mir daraufhin, dass dies keine gute Idee sei. Sie hat recht.

Erstens, weil jeder Raucher diese Mahnungen bereits x-Mal gehört hat und zweitens, weil sie keine wirkliche Motivation darstellen. Sie suggerieren lediglich ein schlechtes Gewissen.

Wer mit dem Rauchen (oder was auch immer) aufhören will, der muss es für *sich* tun. Entschlossen, freiwillig und aus eigenem Antrieb.

Ein Raucher, der sich zum Wohl anderer zum Verzicht zwingt, bleibt ebenfalls ein „Opfer".

Bei diesen Gedanken erinnerte ich mich an ein Zitat, das ich vor langer Zeit gelesen hatte und bei mir haften geblieben ist. Es ist ebenfalls von dem irischen Dramatiker George Bernard Shaw:

„Wer beginnt, sich für die Menschen zu opfern die er liebt, wird damit enden, sie zu hassen".

Dieser Gefahr möchte ich Sie nicht aussetzen.

Erinnern Sie sich besser daran, welcher Mensch Sie für sich selbst sein wollten, bevor Sie das Rauchen anfingen. Raucher zu werden war ganz bestimmt nicht eines Ihrer Lebensziele.

***

„Wie wäre es, wenn ich erstmal das Rauchen einschränke? Das ist doch immerhin schon ein großer Fortschritt. Die Gisela raucht doch auch nur auf dem Kaffeekränzchen, Detlef nur im Urlaub und der Schorsch qualmt seit mehreren Jahren ganz genau fünf Zigaretten am Tag, stets zur gleichen Uhrzeit. Er ist davon überzeugt, dass sein Körper in der Lage ist, fünf Zigaretten am Tag zu verarbeiten, ohne dass Rückstände verbleiben, die ihm schaden."

Wollen Sie meine Meinung hören? Streichen Sie Johannes Heesters, Helmut Schmidt, Gisela, Detlef und Schorsch aus Ihren Gedanken.

Aus den gleichen Gründen, die schon zu Beginn dieses Buches erläutert wurden. Diese Menschen gehören zu einer äußerst seltenen Spezies und sind extrem vom (Aus-)Sterben bedroht.

Mit dem Rauchen aufzuhören ist kostenlos und gleichzeitig eines der wertvollsten Geschenke, welches Sie sich und anderen machen können.

So, genug der langen Rede. „Der Marsch der tausend Kilometer beginnt mit dem ersten Schritt“, besagt eine asiatische Weisheit. In diesem Sinne:
Alles Gute und viel Spaß auf Ihrer Wanderung in und durch ein zweites Leben…

9 Monate nach der letzten Zigarette:
Die Lunge beginnt, sich komplett zu reinigen.

NACHWORT

Seit über 20 Jahren lebe ich mittlerweile in Mittelamerika. Hier ist die Zigarette schon lange „out". Die Jugend in diesen Ländern ist sehr gesundheitsbewusst und sportbegeistert. Ich hatte vermutet, in Europa wäre dieser Trend mittlerweile ebenfalls zu verzeichnen.

Als ich dann 2015 nach vielen Jahren erstmals wieder über den Atlantik flog, um einige Monate in Südfrankreich zu arbeiten, war ich geschockt. So unglaublich viele, insbesondere auch junge Menschen die rauchen. Das hätte ich nicht erwartet. Die Zigarette ist wieder schick und gesellschaftsfähig geworden.

Ein Unterschied zu früher ist, dass in jeder Gruppe heute immer auch einige Nutzer von E-Zigaretten zu finden sind. Ich befürchte, dies könnte der neue Trend werden, oder besser gesagt, von der Nikotinmafia zum Trend gepusht werden.

Bei mir ist dieses Thema zum Glück Vergangenheit. Ich hoffe, bei Ihnen demnächst auch.

***

Glückwunsch! Sie haben dieses Buch bis zum Schluss gelesen. Wie fühlen Sie sich? Konnte meine Geschichte Sie animieren?

Machen Sie das Credo auch zu *Ihrer* Gewohnheit. Es kann Ihr Dogma werden für ein zweites, befreites Leben:

„Es gibt absolut keinen Grund zu rauchen, keinen einzigen. Ich bin Nichtraucher. Ich bin stark, gesund, aktiv und voller

Lebensfreude. Ich werde meinen Körper weder mit stinkigem Nikotin vergiften noch mit schleimigem Teer zuschmieren. Nein, so bescheuert bin ich nicht."

Hier zur Erinnerung nochmal die Grundpfeiler der von mir angewandten Methode:

Durch permanent wiederholte Lügen konnte die Zigarette Zugang zu Ihnen finden. Durch die permanente Wiederholung der Wahrheit, wird sie wieder vertrieben. Kleingehacktes Unkraut in einer Papierrolle an einem Ende anzünden um den giftigen Rauch zu inhalieren ist peinlich, lächerlich, sinnlos und dumm. Beobachten Sie die Raucher in Ihrer Umgebung einmal ganz genau, oder schauen Sie beim Rauchen in den Spiegel, dann erkennen Sie es mit eigenen Augen.

Grauer Wolf – weißer Wolf: Niemand kann zwei Gedanken gleichzeitig haben. Bestimmen Sie selber, ob sie die Sucht oder die Vernunft „füttern".

Seit langer Zeit ist der weiße Wolf in Ihnen kaum wahrnehmbar. Schwach und ängstlich hat er sich irgendwo verkrochen.

Der graue Wolf dominiert und steuert Ihre Gedanken des Gewohnheitsrauchers nach Belieben. Momentan ist er stärker als Sie.

Sie haben ihn wachsen und kräftig werden lassen.

Es wird einige Tage dauern, bis Sie den weißen Wolf in sich hochgepäppelt haben. Geben Sie ihm ab heute das ganze „Futter", dann verteilen sich die Rollen schnell. Schützen Sie ihn mit Ihren Gedanken. Dann ist es der graue Wolf, der ausgehungert den Rückzug antreten muss.

Die ersten 3 Tage entziehen Sie ihm sowohl das

Nikotin als auch Ihre Aufmerksamkeit. Bleiben Sie dran, Sie schaffen es.

Wenn es bei mir geklappt hat, warum nicht bei Ihnen?

Genießen Sie den Entzug, insbesondere die ersten 3 Tage. Er ist das „traurige" Ende Ihres Raucherdaseins und der Anfang eines neuen Lebens in Freiheit. Freuen Sie sich auf das Erscheinen des grauen Wolfes. Erkennen Sie, wie harmlos er in Wirklichkeit ist. Ihre selbstsichere Reaktion wird ihm nicht gefallen.

Sowas hat er bei Ihnen noch nicht erlebt.

Und obwohl es eigentlich selbstverständlich sein sollte, erwähne ich es ganz zum Schluss trotzdem:

Sie können dieses Buch und zwanzig weitere über das Nichtrauchen lesen, Nichtraucherseminare besuchen und sich vom Arzt „Champix" verschreiben lassen. All dies wird Sie nicht in einen aktiven Nichtraucher transformieren, wenn Sie es nicht wollen.

Nikotin ist kein Gegner, den man lustlos k.o. schlagen kann.

Der erste Schritt in ein Nichtraucherleben ist, eine freudige Abmachung mit sich selbst zu treffen und loszulegen. Am besten *jetzt*, wo sie gerade so viel Negatives und nichts Positives über das Rauchen gelesen haben. Nicht nächsten Montag oder am 1. Januar. Das Leben ist zu kurz für „irgendwann".

Fragen Sie sich: *„Will ich wirklich aufhören mich zu vergiften?"* Ihre Antwort lautet: *„Na klar will ich das!"*

Sind Sie bereit? **Natürlich sind Sie es!** Sonst hätten Sie doch dieses Buch gar nicht gelesen. Also auf geht´s.

Jetzt ist der Moment, auf den Sie gewartet haben.

Diesmal schaffen Sie es, kinderleicht, so wie ich.

***

Wenn Sie möchten, schreiben Sie mir Ihre Eindrücke und Erfahrungen mit diesem „Ratgeber", der eigentlich keiner sein soll.

Konnte diese Lektüre Sie motivieren, meinem Beispiel zu folgen? Für mich sind Ihre Rückmeldungen eine willkommene Information, hoffentlich eine Bestätigung, wer weiß?

Freue mich, wenn ich von Ihnen höre:

kontakt@grenzenlos-peter-kruse.com

Eine kurze Rezension von Ihnen auf Amazon wäre ein wertvolles Geschenk für mich, aber auch für andere Menschen, die das Rauchen an den Nagel hängen wollen. **Vielen Dank!**

ÜBER DEN AUTOR

Peter Kruse verbrachte 40 Jahre als glücklicher Raucher. Heute lebt er als glücklicher Nichtraucher. Einziger Unterschied: Er gibt kein Vermögen mehr aus, um seinem Körper kontinuierlich kleine Mengen an Gift zuzuführen, die seine Lebensqualität permanent verschlechtern.

„Mein Geschenk für eine genussvolle Raucherentwöhnung" ist sein zweites Buch.

www.**instagram**.com/peter.kruse.autor

Seit 4 Jahren lebt er am wunderschönen Rio Dulce, nahe der Karibikküste von Guatemala. Wer möchte, kann ihn hier besuchen:

www.casa-perico.com

Ebenfalls erschienen von Peter Kruse

GRENZENLOS -
Ein autobiografisches Märchen für Erwachsene

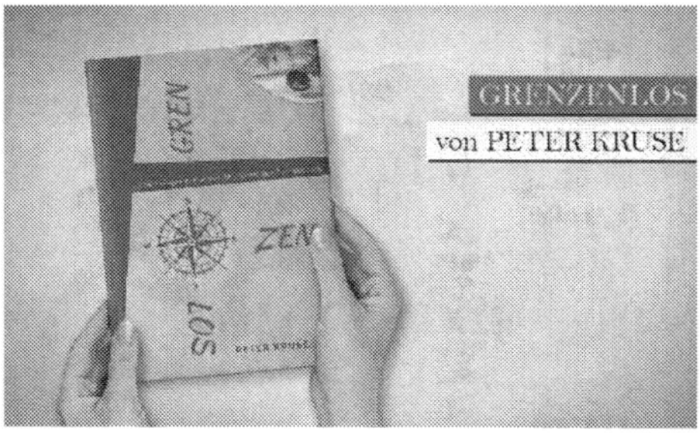

"Autor Peter Kruse lässt Max, den Erzähler, überwiegend sein eigenes spannendes Leben beschreiben, das sich seit mehr als zwei Jahrzehnten in Mittelamerika abspielt. Ein junger Deutscher landet in Costa Rica, Kuba und Guatemala, wo er nicht zum Aussteiger, sondern zum Einsteiger wird. Max überschreitet Grenzen, setzt sich über gängige Klischees und Vorurteile hinweg und wird mit einer neuen Heimat unter Menschen belohnt, die selbst in Armut und unter widrigen Lebensverhältnissen häufig fröhlicher sind als viele Wohlstandsbürger im reichen Deutschland.

Kruse erzählt unterhaltsam und erfrischend Geschichten aus dem Alltag in einer Weltregion, in der ein Menschenleben erbärmlich wenig wert sein kann, und das Zusammenleben doch so oft von großer Mitmenschlichkeit und herzlicher Freundlichkeit geprägt ist. Kruse macht seinen Lesern Hoffnung, indem er aufzeigt: Es lohnt sich immer, Grenzen zu überschreiten, nie zu verzagen und sein Leben selbst in die Hand zu nehmen. Auf das Buch stieß ich in Südfrankreich, wo ich zufällig den Autor kennen und schätzen lernte. Kruse selbst handelt in seinem außergewöhnlichen Leben so wie er schreibt. Das kurzweilige Buch, das einem Wert und Lohn von Neugier und Aufgeschlossenheit vor Augen führt, habe ich in einem Zug gelesen. Ich kann es nur empfehlen".

Alfred Schmidt, Augsburger Allgemeine

Printed in Poland
by Amazon Fulfillment
Poland Sp. z o.o., Wrocław

53125635R00040